Pflanzliche Antibiotika und antivirale Heilmittel

Die Heilkraft aus der Natur
Erkrankungen natürlich heilen
Immunsystem & Abwehrkräfte stärken

Auflage 2015 September
ISBN-13: 978-1517493288
ISBN-10: 1517493285

Copyright © 2015 Mira Brand

Webseite www.mira-brand.de
Email: mira@mira-brand.de
Infos zu Impressum:
Mira Brand
c/o Autoren.Services
Zerrespfad 9
53332 Bornheim
Gestaltung : Martin Müller
Bilder: Kozzi Photography

Newsletter Eintrag für Neuerscheinungen,
bitte per Email Anfrage an:
newsletter@mira-brand.de

Mira Brand

Pflanzliche Antibiotika und antivirale Heilmittel

Die Heilkraft aus der Natur
Erkrankungen natürlich heilen
Immunsystem & Abwehrkräfte stärken

Inhaltsverzeichnis

Vorwort

Vielen Dank, dass du "Pflanzliche Antibiotika und antivirale Heilmittel - Die Heilkraft aus der Natur - Erkrankungen natürlich heilen Immunsystem und Abwehrkräfte stärken" erworben hast. Die Naturheilkunde erfreut sich mittlerweile immer größerer Beliebtheit in der Bevölkerung und stellt durchaus eine wirksame Alternative zur Schulmedizin dar. Denn viele Pflanzen besitzen wertvolle Wirkstoffe, die effizient und ganzheitlich Bakterien, Viren und Pilzen bekämpfen.

Dieses Buch gibt dir einen Überblick über die Verwendung von Heilpflanzen zur Behandlung von viralen und bakteriellen Infektionen sowie zur allgemeinen Stärkung des Immunsystems. Du erhältst einige grundlegende Informationen über herkömmliche Antibiotika und Virostatika und welche Vor- und Nachteile diese konventionellen Medikamente haben. Außerdem erfährst du, welche Pflanzeninhaltsstoffe ebenfalls die Entwicklung von Bakterien, Viren und sogar Pilzen hemmen, in welchen Pflanzen diese enthalten sind und welche Vorteile sie gegenüber schulmedizinischen Arzneimitteln haben. Viele Heilkräuter sind in Europa und auch in Deutschland heimisch und können gesammelt werden. Was du bei der Wildsammlung von Heilpflanzen beachten musst und wie diese aufbereitet werden, erklärt dir ein weiteres

Kapitel. Weiterhin erhältst du Informationen zur allgemeinen Anwendung von Heilpflanzen. Welche Pflanzen denn nun zu den pflanzlichen Antibiotika gezählt werden, erfährst du im letzten Kapitel.

Bedenke aber auch dass ernsthafte Erkrankungen oder Beschwerden, die länger als eine Woche anhalten in die Hände eines kompetenten Arztes gehören! In Absprache mit deinem behandelnden Arzt kannst du aber pflanzliche Präparate unterstützend zur Behandlung oder zur Stärkung des Allgemeinbefindens verwenden.

Informationen über chemische Antibiotika und Virostatika

<u>Antibiotika</u> sind Wirkstoffe, die zur Behandlung bakterieller Infektionskrankheiten eingesetzt werden. Ihre Entdeckung gehört zu einer der bedeutendsten Errungenschaften in der Geschichte der Medizin. Ihnen ist es zu verdanken, dass einst so fatale Seuchen wie Typhus, Cholera, die Pocken oder die Pest ihren Schrecken verloren. Heutzutage werden Antibiotika weltweit eingesetzt und gehören zu den am meisten verschriebenen Medikamenten überhaupt.

Anfang des 20. Jahrhunderts wurde entdeckt, dass Schimmelpilze der Gattung *Penicillium* bestimmte Stoffwechselprodukte bilden die in der Lage sind, Bakterien abzutöten. Diese dienen in erster Linie dem Schutz des Pilzes vor Infektionen, doch schnell wurde auch der Nutzen für den Menschen entdeckt. Der Wirkstoff der von diesen Pilzen gebildet wird ist bis heute im Einsatz: Es ist das Penicillin, der Inbegriff für Antibiotikum schlechthin. Die ersten Antibiotika wurden noch aus Pilzen gewonnen, was sie eigentlich zu einem natürlichen Produkt macht, doch heutzutage kann man die meisten dieser Wirkstoffe synthetisch herstellen.

Antibiotika haben viele Vorteile. Mit ihnen bekommt man bakterielle Infektionen schnell und sicher in den Griff. Da es sehr viele verschiedene Antibiotika mit unterschiedlichen Wirkmechanismen gibt, können sie zur Therapie vieler Krankheiten eingesetzt werden. Sie haben eine sehr hohe therapeutische Breite, das bedeutet, dass es sich um sehr sichere Medikamente handelt. Doch der Einsatz von Antibiotika kann auch zu Problemen führen. Die häufigsten Nebenwirkungen sind allergische Reaktionen und Störungen der Darmflora, da Antibiotika keine Unterschiede zwischen "guten" und "bösen" Bakterien machen. Dies kann zu Verdauungsproblemen und sogar zu einer Schwächung des Immunsystems führen. Auch Pilzinfektionen der Schleimhäute können durch die Einnahme antibiotischer Medikamente ausgelöst werden, da diese deren empfindliches Gleichgewicht durcheinander bringen. Weiterhin kann es zu Wechselwirkungen mit anderen Medikamenten kommen. So setzen manche Antibiotika die Wirkung der Anti-Baby-Pille herab. Auch die Ernährung kann die Wirkung eines Antibiotikums beeinflussen. Daher solltest du einige Lebensmittel wie Orangensaft oder Milchprodukte meiden, wenn du ein Antibiotikum einnehmen musst. Äußerst problematisch ist die Bildung antibiotikaresistenter Bakterien. Ihre Entstehung wird durch die dauerhafte oder nicht notwendige Gabe von Breitbandantibiotika begünstigt. Diese Mittel sollten nur im Notfall eingesetzt werden nämlich dann, wenn der genaue Krankheitserreger noch nicht bekannt ist. Das vorzeitige Absetzen eines

Antibiotikums kann ebenfalls dazu führen, dass sich resistente Keime bilden und ein bestimmtes Medikament bei einem Patienten nicht mehr wirkt. Darum solltest du die Einnahmevorschriften ganz genau befolgen und das Medikament nicht eigenmächtig absetzen, wenn du dich schon besser fühlst. Auch die industrielle Tierhaltung trägt zur Entstehung resistenter Bakterienstämme bei, da oft schon vorbeugend Antibiotika verabreicht werden um die Qualität von Fleisch, Eiern oder Milch nicht zu gefährden.

Virusinfektionen sind mit herkömmlichen Medikamenten sehr viel schwerer zu behandeln, da Viren keinen eigenen Stoffwechsel haben. Um sich zu vermehren bedienen sich Viren der Zelle ihres Wirts. Dadurch gibt es nur wenige Angriffspunkte für Medikamente um die Virusentwicklung zu stören ohne gleichzeitig infizierte Körperzellen zu beschädigen. Es gibt auch noch keine Mittel, die Viren komplett abtöten können. Wirkstoffe, welche die Vermehrung von Viren hemmen nennt man Virostatika. Viele Virusinfektionen können oft nur symptomatisch behandelt werden. Die Entwicklung neuer Virostatika ist problematisch, darum ist es so wichtig, dass es gegen viele Viruserkrankungen inzwischen Impfungen gibt. Wer sich impfen lässt wird nämlich gar nicht erst krank und schützt außerdem seine Mitmenschen.

Wir sehen also, es gibt viele chemische Medikamente die uns bei den verschiedensten Krankheiten helfen können.

Doch diese vermeintlichen Wunderwaffen haben auch Nachteile, wie Resistenzbildungen oder unangenehme Nebenwirkungen. Bei schweren Erkrankungen sollten Antibiotika bzw. Virostatika trotzdem in jedem Fall erste Wahl sein, doch leichtere und unproblematische Infekte können mit einer ganzen Reihe natürlicher Heilmittel wirksam behandelt werden. Diese können natürlich auch bei schweren Infektionen begleitend zur schulmedizinischen Behandlung eingesetzt werden. Welche Stoffe das Immunsystem stärken, die Selbstheilungskräfte des Körpers aktivieren und neben Bakterien und Viren auch noch Pilze abwehren können, in welchen Pflanzen diese Stoffe enthalten sind und wie du sie dir am besten zu Nutze machst, erfährst du auf den folgenden Seiten.

Die Wirkung von Heilpflanzen

Im Laufe der Evolution haben nicht nur Pilze und Bakterien Abwehrmechanismen entwickelt, um sich gegen Angreifer zu verteidigen. Auch höhere Organismen besitzen vielfältige Strategien zum Schutz gegen Krankheitserreger und Schädlinge. Diese reichen von mechanischer Abwehr gegen Fressfeinde (Kaktusdornen) bis hin zum ausgeklügelten und anpassungsfähigen Immunsystem von Mensch und Tier. Und genau darum bilden viele Pflanzen antibiotisch, antiviral oder fungizid wirkende Stoffe, die auch wir Menschen nutzen können um unser Immunsystem zu stärken und bei der Abwehr von Krankheitserregern zu unterstützen. Es wird sogar vermutet, dass es bis zu 100.000 verschiedene natürliche Antibiotika gibt.

Die moderne Medizin wie wir sie kennen gibt es noch gar nicht so lange. Doch pflanzliche Heilmittel sind schon seit vielen Jahrtausenden in allen Kulturen dieser Welt bekannt. Die traditionelle chinesische Medizin (TCM), Ayurveda aus Indien oder indonesischer *Jamu* sind nur drei Beispiele von der Anwendung von Heilpflanzen in verschiedenen Kulturen, die sich auch heute noch großer Beliebtheit erfreuen. Und viele unserer bekannten Arzneimittel haben ihren Ursprung in der traditionellen

Pflanzenheilkunde da es sich um Wirkstoffe handelt, die ursprünglich von Pflanzen gebildet werden. Man denke da zum Beispiel an Opium (Schlafmohn), Digitalis (Fingerhut) oder auch Aspirin (Weidenrinde).

Welche Pflanzenstoffe haben antibiotische Wirkung?

Das sind zunächst einmal die **Glucosinolate**, auch Senfölglycoside genannt. Sie setzen sich aus Aminosäuren zusammen und enthalten Schwefel und Stickstoff. Als sekundäre Pflanzenstoffe sind sie vor allem in Gemüsen aus der Familie der Kreuzblütler enthalten. Dazu zählen alle Kohlarten, aber auch Meerrettich, Radieschen, Senf, Rucola und Kresse. Die Kapuzinerkresse die kein Kreuzblütler ist, enthält ebenfalls solche Senfölglycoside. Werden die Zellen einer der genannten Pflanzen verletzt, zum Beispiel durch eine Raupe oder aber auch durch ein Küchenmesser, dann wird ein bestimmtes Enzym aktiv. Dieses spaltet das Senfölglycosid und aktiviert so dessen aktive Komponente. Dabei handelt es sich um Stoffe aus der Gruppe der Senföle (wissenschaftlich: Isothiocyanate) die nicht nur den typisch scharfen Geschmack dieser Gemüsearten hervorrufen sondern auch noch eine wachstumshemmende Wirkung auf Viren, Bakterien und Pilze haben. Nachdem sie ins Blut gelangt sind, werden die Senföle über den Blutkreislauf bis zu ihrem Wirkungsort transportiert, wo sie dann ihre volle Wirkung entfalten können. Es wird sogar vermutet, dass einige dieser Senföle im menschlichen Körper krebserregende Substanzen eliminieren können.

Viele Heilpflanzen erhalten ihre antimikrobielle Wirkung auch durch **ätherische Öle**. Diese Öle sind im herkömmliche Sinne gar keine, denn sie sind zwar fettlöslich enthalten jedoch selbst kein Fett. Bei ätherischen Ölen handelt es sich um leicht flüchtige Substanzen, die aus einer Vielzahl chemischer Verbindungen bestehen. Der Pflanze dienen diese Stoffe zur Anlockung von bestäubenden Insekten, zur Schädlingsabwehr und zum Schutz vor schädlichen Bakterien, Viren und Pilzen. Sie werden in speziellen Öldrüsen gebildet und im Gewebe der Pflanze gespeichert. Je nach Pflanzenteil kann sich die Zusammensetzung dieser Substanzen voneinander unterscheiden. Die Wirkung der ätherischen Öle hängt auch von sogenannten Begleitstoffen ab. Manche Pflanzen können mithilfe ätherischer Öle sogar miteinander kommunizieren und warnen sich so gegenseitig vor Schädlingen. Auch können sie durch die Freisetzung von Aromastoffen hilfreiche Nützlinge anlocken, wenn sie bereits von hungrigen Insekten oder Milben befallen worden sind. Dieser Mechanismus wurde unter anderem an Tomaten und Erdbeeren beobachtet. Viele ätherische Öle wirken keimabtötend, krampflösend und vertreiben Insekten, z.B. Mücken. Da sie aber oft auch Haut und Schleimhäute reizen, sollten sie nie pur verwendet werden. Ätherische Öle die in der Pflanzenheilkunde genutzt werden stammen aus

Kräutern wie Thymian, Oregano oder Rosmarin, auch Teebaumöl oder Eukalyptusöl gehören zu dieser Wirkstoffgruppe.

Es gibt viele weitere antibiotisch oder antiviral wirkende, pflanzliche Stoffe. Tomaten beispielsweise enthalten **Tomatin**, das zur Stoffklasse der Alkaloide gehört und sowohl antibiotische als auch fungizide Wirkung besitzt. Es ist vor allem in grünen Tomaten enthalten und wirkt gleichzeitig auch noch krebsvorbeugend.

Auch die zu den Lauchgewächsen gehörenden Gemüsearten wie Knoblauch, Zwiebeln oder Bärlauch enthalten antibiotisch wirkende Schwefelverbindungen, die in vielerlei Hinsicht gesundheitsfördernd sind. Darum wurde die Küchenzwiebel sogar zur Heilpflanze des Jahres 2015 gekürt!

Die antibiotische Wirkung von Küchenzwiebeln, Schalotten, Porree und anderen Zwiebelarten beruht vor allem auf dem Stoff Isoalliin. Das ist die gleiche Substanz die uns beim Schneiden von Zwiebeln weinen lässt. Knoblauch, Bärlauch und andere Knoblaucharten enthalten dagegen fast kein Isoalliin, dafür aber den Stoff Alliin, der eine sehr ähnliche Wirkung hat.

Manche Pflanzen haben bestimmte Inhaltsstoffe die zwar keine direkte Wirkung auf Krankheitserreger haben, dafür aber das Immunsystem stärken und so die Selbstheilungskräfte aktivieren. Gerade wenn du dich in schulmedizinischer Behandlung befindest und ein herkömmliches Antibiotikum einnehmen musst, kannst du die Wirkung dieser Pflanzen nutzen, um den typischen Nebenwirkungen vorzubeugen und dein Immunsystem zu stärken. Bei diesen Stoffen handelt es sich zum Beispiel um Vitamine. Besonders dem Vitamin C wird eine immunstärkende Wirkung nachgesagt, doch es gibt auch andere pflanzliche Substanzen, die deine Abwehrkräfte stärken.

Wie unterscheiden sich pflanzliche Antibiotika von "normalen" Medikamenten?

Im Gegensatz zu herkömmlichen Antibiotika werden die pflanzlichen Bakterienkiller bereits im oberen Darmabschnitt ins Blut aufgenommen. Dadurch werden keine "guten" Bakterien abgetötet und die empfindliche Darmflora, die so wichtig für ein funktionierendes Immunsystem ist, bleibt intakt oder wird sogar gestärkt. Auch andere Mikroorganismen die mit uns im Einklang leben werden von pflanzlichen Antibiotika verschont. Dadurch treten weit weniger Nebenwirkungen (z.B. Pilzinfektionen oder Verdauungsprobleme) auf, als bei der Einnahme eines klassischen Antibiotikums. Viele der pflanzlichen Heilmittel haben sogar weitere positive Wirkungen: Sie fördern die Wundheilung, helfen dem Körper bei der Entgiftung, versorgen dich ganz nebenbei mit wichtigen Vitaminen und Mineralstoffen und schmecken auch noch gut. Auch in punkto Resistenzbildung haben die natürlichen Wirkstoffe die Nase vorn: Bisher konnte kein Bakterienstamm eine

Resistenz gegen pflanzliche Antibiotika entwickeln! Woran genau das liegt ist noch nicht geklärt. Im Fall der Senföle liegt es möglicherweise daran, dass es sich bei diesen um ein Gemisch verschiedener Substanzen handelt, die eine ganze Menge verschiedener Wirkmechanismen gegen Krankheitserreger besitzen. Chemische Antibiotika greifen dagegen nur an einem bestimmten Punkt an. Zum Beispiel lösen sie die Zellwand des Bakteriums auf, das dann nicht mehr lebensfähig ist. In diesem Fall probieren die Bakterien so lange verschiedene Genkombinationen aus, bis sie eine Kombination gefunden haben, die sie resistent gegen dieses bestimmte Antibiotikum macht. Wenn sie jedoch an vielen Stellen gleichzeitig angegriffen werden, klappt das nicht mehr so leicht. Resistente Keime sind schon jetzt ein ernstzunehmendes Problem. Es ist möglich, dass die Lösung dieses Problems in der Natur liegt. Ob pflanzliche Antibiotika wirklich in Zukunft zur Behandlung auch schwerwiegenderer Infektionskrankheiten eingesetzt werden können ist bereits Gegenstand vieler Untersuchungen. Bis dahin gilt: Fiebrige, chronische oder stark ansteckende Infekte müssen von einem Arzt behandelt werden, eine Selbstmedikation mit pflanzlichen Präparaten richtet in solchen Fällen meist eher Schaden als Nutzen an.

Auch der finanzielle Aspekt ist nicht zu unterschätzen. Schließlich sind herkömmliche Medikamente und besonders Antibiotika recht teuer. Ein Großteil der Weltbevölkerung kann sich solche Arzneimittel aber nicht leisten. Für diese Menschen sind pflanzliche Heilmittel eine wichtige und billige Alternative.

Sind pflanzliche Heilmittel grundsätzlich frei von Nebenwirkungen?

Viele Pflanzen haben das Potential unkomplizierte Infektionskrankheiten zu heilen und die Selbstheilungskräfte des Körpers zu aktivieren. Doch Vorsicht, manche Pflanzen können Allergien auslösen oder andere unerwünschte Effekte haben. Ein recht hohes Allergiepotential haben Pflanzen aus der Familie der Korbblütler. Aus dieser Gruppe werden vor allem Kamille, Schafgarbe, Beifuß und Arnika in der Pflanzenheilkunde eingesetzt. Die Ringelblume ist zwar ebenfalls ein Korbblütler, besitzt jedoch den Inhaltsstoff nicht, der für allergische Reaktionen verantwortlich ist. Trotzdem sollten Allergiker mit Ringelblumenpräparaten eher vorsichtig umgehen. Auch Senföle können Allergien auslösen und sind nicht für Babys und Kleinkinder geeignet. Wer unter Magengeschwüren oder Nierenerkrankungen leidet, sollte ebenfalls von einer Einnahme von Senfölpräparaten absehen. Schwangere und stillende Frauen sollten grundsätzlich mit ihrer Ärztin oder ihrem Arzt sprechen, bevor sie sich selbst mit pflanzlichen Heilmitteln behandeln. Der Einfluss vieler Pflanzen auf das Ungeborene oder den Säugling ist nämlich in vielen Fällen noch nicht hinreichend geklärt. Darum sollte man lieber Vorsicht walten lassen. Das gleiche gilt auch für die Behandlung von Kindern, älteren

Menschen und chronisch Kranken. Wenn du eine Selbstmedikation mit pflanzlichen Mitteln planst und bereits andere Medikamente einnehmen musst, solltest du zuvor einen Arzt oder Apotheker zu Rate ziehen, um eventuelle Wechselwirkungen auszuschließen. Manche Pflanzen, wie zum Beispiel das Johanniskraut, können die Lichtempfindlichkeit der Haut erhöhen oder die Fließeigenschaften des Blutes beeinflussen. Informiere dich daher immer gut über die entsprechende Pflanze, bevor du mit der Behandlung beginnst.

Arzneipflanzen sammeln, trocknen und zubereiten

Woher bekommt man Heilpflanzen?

Nicht jeder von uns hat das Glück einen eigenen Garten oder zumindest einen Balkon sein Eigen zu nennen. Und manchmal fehlt auch einfach die Zeit, um Kräuter und Pflanzen mit heilender Wirkung anzubauen. Wenn du natürlich die Möglichkeit hast, ein paar Kräuter anzupflanzen, dann probiere es ruhig einmal aus! Viele Heilkräuter lassen sich ganz einfach auch in unseren Breitengraden kultivieren und sind auch mit einem Topf auf der Fensterbank oder dem Balkon zufrieden. Andere Pflanzen sind anspruchsvoller, das gilt besonders für jene, die bei uns nicht heimisch sind sondern ursprünglich aus tropischen oder subtropischen Gebieten stammen.

Außerdem verwenden wir eine Menge Pflanzen mit heilsamer Wirkung sowieso in der Küche, sei es als Gemüse oder als Gewürz. Diese kann man also ganz einfach im Supermarkt kaufen. Natürlich kannst du viele Heilkräuter auch getrocknet oder direkt als Auszug im Internet oder besser noch in der Apotheke kaufen. Die Apothekerin oder der Apotheker kann dir auch wertvolle

Hinweise zur Anwendung und zu eventuellen Neben- oder Wechselwirkungen der Kräuter geben. Außerdem haben die in Apotheken verkauften Heilkräuter oft eine bessere Qualität und einen höheren Wirkstoffgehalt, da sie bestimmte Standards erfüllen müssen.

Heilpflanzen aus kontrolliert biologischem Anbau haben möglicherweise ebenfalls einen etwas höheren Wirkstoffgehalt. Die Pflanze bildet diese Substanzen ja zu ihrem eigenen Schutz vor Fressfeinden aus. Kräuter aus konventionellem Anbau werden jedoch mit Pflanzenschutzmitteln behandelt wenn Schädlinge oder Pilzinfektionen auftreten. Die Pflanze muss sich nicht im gleichen Maße wehren da ja das Insektizid oder Fungizid die Abwehr übernimmt. Infolgedessen bildet sie möglicherweise weniger Abwehrstoffe aus.

Was bei der Wildsammlung beachtet werden muss

Eine günstige Alternative ist die Wildsammlung von Heilpflanzen. Dabei gibt es aber einige Dinge zu beachten. Zunächst einmal ist es wichtig, dass du die Pflanzen, die du pflücken willst, auch sicher identifizieren kannst. Informiere dich an welchen Merkmalen du sie erkennen und von ähnlichen Arten unterscheiden kannst. Das ist besonders bei Doldenblütlern wichtig, weil zu dieser Familie auch der tödliche Schierling gehört! Auch der Ort, an dem du

Pflanzen sammeln willst, ist wichtig. Sammle nicht an Straßen- oder Feldrändern, da dort wachsende Pflanzen durch Autoabgase oder Pflanzenschutzmittel belastet sein können. Auch in Naturschutzgebieten ist das Pflücken von Pflanzen oft nicht erlaubt. Wenn du einen geeigneten Ort gefunden hast, dann nimm nur so viele Pflanzen mit wie du brauchst und lasse auch ein paar Kräuter stehen, damit der Bestand in Ruhe weiterwachsen kann. Informiere dich außerdem, welche Arten eventuell unter Naturschutz stehen.

Der Zeitpunkt des Sammelns ist ebenfalls entscheidend. Nicht jedes Kraut wächst das ganze Jahr über und jede Pflanze hat "ihren" Zeitpunkt. Im Internet gibt es praktische Sammelkalender die dir dabei helfen herauszufinden, wann welches Heilkraut Saison hat. Geh nur bei trockenem Wetter auf die Suche, am besten im Laufe des Vormittags wenn sich der nächtliche Tau schon verflüchtigt hat. Es kommt auch darauf an, welchen Teil der Pflanze du sammeln möchtest. Kraut und Blätter pflückst du von Pflanzen die noch nicht blühen. Willst du die Blüten verwenden, dann ernte nur solche, die gerade erst aufgeblüht sind. Nimm nicht alle Blütenstände einer Pflanze mit, damit sie sich trotz deines Eingriffs ungehindert vermehren kann. Früchte und Samen solltest du nur dann pflücken wenn sie reif sind, also solltest du wissen, woran du den passenden Zeitpunkt erkennst. Wichtig ist auch, dass du nur gesunde Pflanzen sammelst und nicht solche, die von Schädlingen befallen sind oder krank aussehen. Wenn du nur das Kraut der Pflanze benötigst solltest du sie nicht achtlos aus dem Boden reißen sondern der Wurzel die Chance geben, wieder auszutreiben.

Transportiert werden die gesammelten Pflanzen am besten in einem Korb oder einer luftdurchlässigen Box. Plastiktüten sind ungeeignet. Achte darauf, die verschiedenen Pflanzenarten nicht durcheinander zu bringen. Verwende zum Beispiel beschriftete Papiertüten, so dass du immer weißt welche Pflanzen du gesammelt hast. Wenn du dir unsicher bist welche Heilpflanzen in deiner Gegend wachsen und wo man überhaupt sammeln darf erkundige dich, ob es in deiner Nähe vielleicht eine spezielle Heilpflanzenführung gibt. Solche Veranstaltungen werden mittlerweile nämlich immer beliebter und du kannst eine Menge dabei lernen.

Heilpflanzen richtig trocknen und lagern

Die geernteten Pflanzen und Pflanzenteile müssen nun getrocknet werden, damit du sie eine Zeit lang aufbewahren kannst. Doch bevor du sie trocknest, sollten sie gründlich gewaschen werden, damit du dir keine Würmer einfängst. Der Fuchsbandwurm ist zwar sehr selten geworden, stellt aber noch immer eine ernstzunehmende Gefahr dar! Wasch dir darum auch nach deiner Sammelaktion gründlich die Hände. Anschließend kannst du dich ans Trocknen deiner Ernte machen. Blätter und Blüten kannst du an einem luftigen und trockenen Ort auf einem alten Bettlaken oder auf Zeitungspapier trocknen lassen. Ganze Pflanzen kannst du zu kleinen Bündeln zusammenbinden und dann kopfüber, vor Feuchtigkeit und direkter Sonneneinstrahlung geschützt, aufhängen. Wurzeln werden zunächst von Erde gereinigt und dann langsam im Backofen bei 30 bis 40 °C getrocknet. Wende sie regelmäßig, damit sie gleichmäßig trocknen.

Wenn die Heilpflanzen komplett trocken sind kannst du sie zerkleinern und in großen Glas- oder Plastikgefäßen lagern. Diese sollten auf jeden Fall mit dem Namen der Pflanze und dem Sammeldatum beschriftet werden. Lüfte die Gefäße des Öfteren und kontrolliere ihren Inhalt auf Schimmel. Getrocknete Heilkräuter kannst du etwa ein Jahr lang aufbewahren, bevor ihre Wirkung nachlässt.

Verschiedene Darreichungsformen von Heilpflanzen

In der Pflanzenheilkunde kommen immer ganze Pflanzen oder Pflanzenteile (Blätter, Stängel, Samen, Rinde, Wurzeln, Blüten, Früchte usw.) zum Einsatz. In der Pharmazie bezeichnet man diese Ausgangsstoffe als

Drogen. Je nach Art des enthaltenen Wirkstoffs gibt es verschiedene Zubereitungsformen, dabei ist die Auslösungszeit der heilenden Substanz entscheidend.

Folgende Darreichungsformen werden in der Phytomedizin unterschieden:

- **Infus**: Die Droge wird mit heißem oder kochendem Wasser übergossen, eine bestimmte Zeit ziehen gelassen und dann abgeseiht, eigentlich genauso wie ein Kräutertee.

- **Dekokt**: Die Droge wird einige Zeit in Wasser gekocht und anschließend abgeseiht. Vor allem Wurzeln werden auf diese Weise zubereitet.

- **Mazerat**: Die Pflanzenteile werden mit kaltem Wasser aufgegossen. Der Aufguss zieht für eine bestimmte Zeit und anschließend abgeseiht. Dieses Verfahren findet vor allem bei schleimstoffhalten Pflanzen Anwendung, da diese sehr hitzeempfindlich sind.

Auch Mischformen dieser drei Zubereitungsarten sind denkbar. So müssen manche Drogen erst in kaltem Wasser ziehen, bevor sie anschließend aufgekocht werden. Wenn es sich bei dem Wirkstoff einer Pflanze um ein ätherisches Öl handelt sollte der Topf oder die Tasse während des Ziehens bedeckt werden, damit sich der Wirkstoff nicht verflüchtigt. Weitere Darreichungsformen sind folgende:

- Bei der **Tinktur** handelt es sich um einen alkoholischen Auszug. Dazu wird die Droge meist in Ethanol (70 %) eingeweicht oder man lässt den Alkohol langsam durch die Pflanzenteile sickern, ganz ähnlich wie bei der Herstellung von Filterkaffee.

- Ein **Ölauszug** wird ähnlich wie ein alkoholischer Auszug hergestellt. Dazu können sowohl pflanzliche als auch synthetische Öle verwendet werden. Er wird äußerlich angewendet und kann auch als Grundlage zur Salbenherstellung dienen.

- **Salben** werden aus Pflanzenextrakten hergestellt. Man braucht immer einen Grundstoff, zum Beispiel Bienenwachs oder ... . Wenn du verschiedene Phasen in einer Salbe zusammenbringen willst, also zum Beispiel einen wässrigen Pflanzenauszug mit dem fetthaltigen Grundstoff brauchst du einen Emulgator der dafür sorgt, dass Fett und Wasser zusammenkommen können.

Weiterhin kann man aus frischen Heilpflanzen Saft pressen, der dann getrunken wird. Auch eine Verwendung frischer oder getrockneter Kräuter als Badezusatz ist denkbar.

Die Anwendung von Heilkräutern

Anwendungsgebiete

Pflanzliche Heilmittel können problemlos zur Behandlung unkomplizierter Infekte eingesetzt werden. Dazu zählen in erster Linie Viruserkrankungen wie grippale Infekte oder die Grippe, bei denen sowieso keine Medikamente helfen. Natürlich gibt es in der Apotheke zahlreiche "Erkältungstabletten", doch diese lindern höchstens die unangenehmen Symptome einer Erkältung, bekämpfen aber nicht die Ursache. Antibiotika helfen bei einem Schnupfen ebenfalls nicht, denn beinah alle Erkältungskrankheiten werden von Viren verursacht. In diesem Fall stellen Heilpflanzen oder Extrakte aus ihnen eine echte und dazu auch noch kostengünstige Alternative zu diversen Erkältungsarzneien dar. Sie wirken antiviral, stärken das Immunsystem, beinhalten entzündungshemmende Substanzen und beugen einer möglichen Zweitinfektion durch Bakterien vor. Auch eine Blasenentzündung kann mithilfe pflanzlicher Wirkstoffe erfolgreich geheilt werden.

In Zukunft werden pflanzliche Arzneimittel möglicherweise mehr Bedeutung bei der Behandlung von Infektionen der Atemwege und des Harntraktes gewinnen. Gerade in diesen Bereichen trifft man mittlerweile immer häufiger auf resistente Bakterienstämme und die Entwicklung neuer Antibiotika ist mit viel Aufwand verbunden und sehr teuer. Senföle werden dagegen sogar mit penicillinresistenten Keimen fertig! Wenn du also bei einer unangenehmen aber harmlosen Erkältung oder Blasenentzündung zu einem pflanzlichen Präparat greifst anstatt dir ein Antibiotikum verschreiben zu lassen trägst du aktiv zur Vermeidung von antibiotikaresistenten Keimen bei. Wenn sich die Beschwerden jedoch verschlimmern, wenn du hohes Fieber bekommst das länger als zwei oder drei Tage anhält oder die Erkrankung gar nicht wieder weggeht, dann solltest du unbedingt zum Arzt gehen! Heilpflanzen enthalten zwar eine Menge wunderbarer Wirkstoffe, doch sie bewirken keine Wunder!

Dosierung

Die richtige Dosierung von Heilkräutern ist nicht immer einfach. Es handelt sich schließlich um ein Naturprodukt und der Wirkstoffgehalt in der Pflanze wird durch viele Faktoren beeinflusst. Darum kommen wissenschaftliche Studien ein und derselben Heilpflanze manchmal zu sehr unterschiedlichen Ergebnissen. Die wichtigste Faustregel in der Kräuterheilkunde ist daher das bekannte Zitat von Paracelsus: "*Alle Ding' sind Gift und nichts ohn' Gift; allein die Dosis macht, dass ein Ding kein Gift ist.*" Ob etwas giftig ist oder nicht ist also allein von der Dosierung abhängig. Manche Pflanzen die in der Kräuterheilkunde eingesetzt werden gelten als hochgiftig, doch in der richtigen Dosis können sie bestimmte Leiden heilen. Das beste Beispiel dafür ist der als hochgiftig geltende Fingerhut (Digitalis), der in der richtigen Anwendung Herzbeschwerden lindern kann. Solche Pflanzen sollten niemals eigenmächtig angewendet werden, sondern gehören in die Hände eines erfahrenen Mediziners! Andererseits sind als ungiftig eingestufte Kräuter nicht automatisch harmlos. Sie können Nebenwirkungen, Allergien oder Unverträglichkeiten hervorrufen. Wenn man Heilkräuter über einen längeren Zeitraum zu sich nimmt, zum Beispiel als Dauermedikation oder einfach als Wildgemüse, kann dies auf Dauer Langzeitfolgen haben. So hat zum Beispiel der Sonnenhut (*Echinacea*), der zur Stärkung des Immunsystem verwendet wird, in Daueranwendung die umgekehrte Wirkung. Betrachte Heilkräuter also nicht als ungefährliches Hausmittelchen, sondern als das was sie sind: Medizin. Dafür solltest du ihnen genauso viel Respekt entgegenbringen wie jedem anderen Medikament.

Die richtige Dosierung ist je nach Art der Pflanze und Anwendungsgebiet verschieden und wenn du dich an die genaue Menge hältst, wirst du von der heilenden Wirkung der Kräuter profitieren. Eine allgemeingültige Dosierungsanweisung gibt es nicht.

Wenn du dich umfassend informierst und die Anweisungen befolgst, kannst du nichts falsch machen. Falls du doch Zweifel hast, deine Beschwerden schlimmer werden oder aber nach Absetzen des Mittels wiederkommen, dann solltest du auf jeden Fall zum Arzt gehen.

Eine Auswahl der wirkungsvollsten pflanzlichen Antibiotika

In diesem Kapitel erhältst du nun umfassende Informationen zu den bekanntesten und wirksamsten Heilkräutern deren Inhaltsstoffe antibiotische oder antivirale Wirkung haben. Du erfährst Wissenswertes über Pflanze und Wirkstoff, bei welchen Beschwerden du sie einsetzen kannst und auf welche Weise dieses Kraut sicher angewendet wird. Auch die Wechsel- und Nebenwirkungen einer jeden Pflanze werden genannt.

Echte Kamille (Matricaria chamomilla)

Die Echte Kamille gehört zu den Korbblütlern und ist als Heilpflanze ein wichtiger Bestandteil der traditionellen Naturheilkunde. Ursprünglich aus Vorderasien stammend kommt sie heute in ganz Europa, Australien und Nordamerika vor. Die Kamille ist eine einjährige, krautige Pflanze die eine Wuchshöhe von etwa einem halben Meter erreichen kann. Die Blüten erinnern ein wenig an die von Gänseblümchen und haben einen gewölbten, hohlen Blütenboden. Außerdem verströmt die Pflanze den typischen, aromatischen Kamillenduft. Anhand dieser beiden Merkmale (Hohler Blütenboden und Duft) kann man die Echte Kamille leicht von der

Geruchlosen Kamille unterscheiden, die keine Bedeutung als Heilpflanze hat.

Schon seit der Antike wird die entzündungshemmende, antibakterielle und krampflösende Wirkung der Echten Kamille geschätzt, die durch einen hohen Gehalt an ätherischen Ölen (0,3 bis 1,5 % der Pflanzenmasse) zustande kommt. Weiterhin enthält die Kamillenpflanze 30 verschiedene Flavonoide sowie Polysaccharide (Schleimstoffe). Medizinischen Nutzen haben ausschließlich die Kamillenblüten. Diese werden kurz vor der Blüte geerntet, weil sie dann den höchsten Wirkstoffgehalt haben, und anschließend getrocknet. Aus frischen oder getrockneten Blüten wird mittels Wasserdampfdestillation das Kamillenöl gewonnen. Bei diesem Vorgang entsteht ein blauer Farbstoff, darum ist echtes Kamillenöl blau bis blaugrün gefärbt.

Anwendungsgebiete: Die Kamille kann zur Linderung vieler verschiedener Beschwerden zum Einsatz kommen. Ihre vielfältige Verwendungsmöglichkeit und ihre gute Wirkung machen sie zu einer der wertvollsten Heilpflanzen. Innerlich angewendet hilft die Kamille bei Magen-Darm-Beschwerden, Durchfall, entzündlichen Erkrankungen des Verdauungstrakts, Blähungen, Magenschleimhautentzündung, Menstruationsbeschwerden und Übelkeit. Die beruhigende Wirkung der Kamille kommt dir in Stresssituationen und bei stressbedingten Verdauungsstörungen zugute. Auch

Erkältungsbeschwerden und Nebenhöhlenentzündungen können mit Kamille wirksam behandelt werden. Die Kamille wird aber auch äußerlich eingesetzt, um Schleimhautentzündungen im Mund- und Genitalbereich, bakterielle Hauterkrankungen (Akne, Dermatitis, Ekzeme, Furunkel), entzündete Wunden und Insektenstiche und Pilzinfektionen der Haut zu therapieren. Auch Entzündungen der Atemwege und Neurodermitis können erfolgreich mit Kamille behandelt werden.

Darreichung und Dosierung: Für die innere Anwendung bereitest du aus frischen oder getrockneten Kamillenblüten einen Tee (Infus) zu. Pro Tasse (150 ml) wird 1 Esslöffel Blüten (etwa 3 g) benötigt. Diese brühst du mit kochendem Wasser auf und lässt sie dann bedeckt 10 Minuten ziehen, bevor du den Tee abseihst. Pro Tag kannst du je nach Bedarf 3 bis 4 Tassen frisch zubereiteten Kamillentee zwischen den Mahlzeiten trinken.

Einen stärkeren Sud brauchst du für die äußerliche Anwendung: Zur Herstellung einer Lösung für Umschläge, zum Gurgeln oder Spülen der Haut übergießt du 1 bis 3 Esslöffel Kamillenblüten (etwa 3 bis 10 g) mit 100 ml kochendem Wasser. Auch diesen Aufguss lässt du 10 Minuten bedeckt ziehen.

Zum Inhalieren der wohltuenden Kamillendämpfe übergießt du einige Tropfen Kamillenöl oder 2 bis 3

Esslöffel Kamillenblüten in einem Topf mit etwa 1 l kochendem Wasser.

Für die Verwendung als Badezusatz für Wannen- oder Sitzbäder brauchst du etwa 5 g Kamillenblüten. Diese gießt du mit 1 l kochendem Wasser auf, lässt die Mischung 10 Minuten ziehen und fügst den fertigen Tee dann deinem Badewasser hinzu. Einfacher ist jedoch die Verwendung fertiger Kamillenkonzentrate oder - präparate.

Wechselwirkungen sind bisher nicht bekannt.

Nebenwirkungen und Gegenanzeigen: Kamillenpräparate dürfen bei einer bekannten Überempfindlichkeit gegenüber Kreuzblütlern nicht verwendet werden. Auch wenn die Echte Kamille selbst nur selten Auslöser von Überempfindlichkeitsreaktionen ist, kann dies auf Verunreinigungen mit der Hundskamille zurückzuführen sein. Achte darum darauf, Kamillenblüten in Apothekenqualität zu verwenden. Diese haben einen hohen Wirkstoffgehalt und da sie aus Kultur stammen, ist die Wahrscheinlichkeit einer Verunreinigung sehr gering.

Kamillentee darf nicht in den Augen angewendet werden, da er sehr feine Partikel enthält die eine reizende Wirkung haben.

Kamillentee ist nicht für die Langzeitbehandlung gedacht. Falls deine Beschwerden nicht besser werden oder immer wiederkehren, solltest du dich einem Arzt vorstellen.

Graubehaarte Zistrose (*Cistus incanus*)

Die Graubehaarte Zistrose ist ein Strauch, der bis zu einem Meter hoch werden kann und zur Familie der Zistrosengewächse gehört. Sie stammt aus dem Mittelmeerraum und ist dort schon seit Jahrhunderten als Heilpflanze bekannt. Bereits die alten Ägypter schätzten die Zistrose als Arzneipflanze und als Kosmetikum. Im gesamten Verbreitungsgebiet wird das rosa blühende Gewächs traditionell zur Behandlung typischer Erkältungssymptome verwendet. Die Zistrose kann auch bei bakteriellen und pilzlichen Infektionen eingesetzt werden. Das Geheimnis ihrer heilenden Wirkung liegt in den Blättern: Diese beinhalten eine außerordentlich hohe Menge an Polyphenolen. Dabei handelt es sich um sogenannte sekundäre Pflanzenstoffe, die eine antioxidative Wirkung haben und dadurch die Körperzellen vor Schaden bewahren. Weiterhin hat die Zistrose eine adstringierende (zusammenziehende) Wirkung. Das bedeutet, dass sie austrocknend und entzündungshemmend wirkt und darum auch als Hausmittel für Durchfall und Hautkrankheiten Verwendung findet. Beeindruckend ist der antivirale Effekt der Zistrose. Extrakte aus ihren Blättern können sogar Grippeviren auf rein physikalischem Weg unschädlich machen, indem sie mit Proteinen der Virusoberfläche reagieren. Außerdem enthält die Zistrose die Pflanzenöle Cineol und Eugenol. Cineol ist bei Erkrankungen der Atemwege äußerst wirksam während Eugenol antibakteriell, schmerzstillend und entzündungshemmend ist. Die Gesamtheit der Inhaltsstoffe stärkt das Immunsystem und beugt dadurch Krankheiten vor, was besonders in der Erkältungszeit sehr nützlich ist.

Anwendungsgebiete: Extrakte aus der Graubehaarten Zistrose können bei den unterschiedlichsten Beschwerden eingesetzt werden. Innerlich helfen sie bei Magen-Darm-Problemen, Blasenentzündungen, Bronchitis, Halsschmerzen, Grippe, grippalen Infekten, zur Stärkung der Abwehrkräfte. Äußerliche Anwendungen können bei Neurodermitis, Ekzemen, Akne, Gürtelrose und Herpes durchgeführt werden.

Darreichung und Dosierung: Für die innerliche Anwendung bereitet man aus den getrockneten Zistrosenblättern einen Tee (Infus) zu. Dazu gießt du 2 bis 3 Esslöffel (3 bis 6 g) trockenes Kraut mit 1 Liter kochendem Wasser auf und lässt das Gebräu anschließend für 2 bis 5 Minuten ziehen bevor du es abseihst. Für einen intensiveren Geschmack setzt du die gleiche Menge Blätter in kaltem Wasser an, kochst die Mischung auf und lässt sie fünf Minuten lang köcheln. Zur Stärkung des Immunsystems und bei Erkältungskrankheiten trinkst du täglich nicht mehr als 1

Liter Tee nach Bedarf. Bei Entzündungen im Mundraum oder bei Halsschmerzen eignet sich der Tee zum Spülen und Gurgeln.

Für die äußerliche Anwendung muss der Tee etwas stärker sein. Lasse 10 g Zistrosenblätter in 200 ml Wasser für 5 Minuten köcheln. Danach gießt du die Mischung durch ein Sieb und lässt sie abkühlen. Mit diesem konzentrierten Sud behandelst du mehrmals täglich die betroffenen Hautstellen.

Aus dem Harz der Blätter wird außerdem sogenannte Cystus-Salbe hergestellt, die bei Gürtelrose und Lippenherpes Linderung verschafft. Außerdem gibt es Tabletten mit Zistrosenextrakt sowie Hautsprays zu kaufen.

Bei Erkältung, Nasennebenhöhlenentzündung, Schnupfen und anderen Atemwegserkrankungen kannst du den Dampf des Zistrosensuds inhalieren oder den abgekühlten Sud in eine Nasendusche füllen und damit die Nase spülen.

Wechselwirkungen mit anderen Medikamenten sind bisher nicht untersucht worden. Der hohe Gerbstoffgehalt der Zistrose kann aber möglicherweise die Aufnahme anderer Arzneimittel beeinflussen, darum solltest du sicherheitshalber andere Medikamente mindestens eine Stunde vor oder nach dem Zistrosenpräparat einnehmen.

Nebenwirkungen und Gegenanzeigen: Bei der empfohlenen Dosis von 3 bis 6 g Teekraut pro Tag sind keine Nebenwirkungen oder andere Risiken bekannt. Wenn du getrocknete Zistrosenblätter, Salbe oder andere Präparate kaufst, dann halte dich bitte an die in der Packungsbeilage beschriebene Dosierungsanweisung.

Bei Studien mit Zistrosenextrakt wurden Schwindel, Übelkeit und Magenschmerzen als Nebenwirkungen genannt. Da die Zistrose einen hohen Gehalt an Gerbstoffen und Polyphenolen hat, solltest du sie nicht dauerhaft in großen Mengen zu dir nehmen. Ansonsten riskierst du Verdauungsprobleme und Nährstoffmangel, da diese Stoffe die Verdauung beeinträchtigen können.

Ingwer (Zingiber officinale)

Der Ingwer stammt ursprünglich aus Südostasien, wird aber mittlerweile in vielen tropischen und subtropischen Gebieten angebaut. Er gehört zu den Ingwergewächsen. Der eigentliche Spross der Pflanze liegt unterirdisch, es handelt sich um ein sogenanntes Rhizom. Daraus wachsen einjährige Blätter hervor, deren Stängel bis zu 1,50 m hoch werden können und ein schilfähnliches Aussehen haben. In der Heilkunde wird nur das verzweigte Rhizom in frischem oder getrocknetem Zustand eingesetzt. Ingwer enthält eine Vielzahl wertvoller und gesundheitsfördernder Vitalstoffe. Die Substanz Gingerol ist für den typischen Ingwergeschmack verantwortlich. Die Öle Borneol und Cineol sind nur ein kleiner Bestandteil eines Gemischs verschiedener ätherischer Öle. Sie wirken verdauungs- und appetitfördernd, stärken den Magen und regen den Kreislauf an. Ebenfalls enthalten sind Vitamin C und verschiedene Mineralien.

Das scharfe Rhizom ist viel mehr als nur ein Gewürz und wird nicht umsonst auch als "Doktor Ingwer" bezeichnet. Ingwer stärkt die Abwehrkräfte, stimuliert das Immunsystem, hat antibiotische Wirkung, wirkt fiebersenkend und lindert Husten. Weiterhin bekämpft Ingwer nachweislich Übelkeit und wird deshalb nach Operationen, begleitend zur Chemotherapie sowie zur Behandlung der Reisekrankheit eingesetzt. Ingwer ist entzündungshemmend und hat eine schmerzstillende

Wirkung. Auch eine Verbesserung der Gelenkbeweglichkeit durch Ingwer wird vermutet. Möglicherweise senkt Ingwer auch den Blutdruck, den Blutzucker- und Cholesterinspiegel und hemmt die Blutgerinnung.

Anwendungsgebiete: Aufgrund seiner vielfältigen gesundheitsfördernden Eigenschaften kann Ingwer zur Linderung einer ganzen Reihe von Beschwerden verwendet werden. Dazu gehören Erkältungskrankheiten, Grippe, Husten, Halsschmerzen, Nebenhöhlenentzündungen, Zahnschmerzen, Migräne, Verdauungsprobleme, Übelkeit und Erbrechen, Appetitlosigkeit, Rheuma, Arthrose und Entzündungen.

Darreichung und Dosierung: Ingwer ist als frisches Rhizom und in getrockneter Form als Pulver erhältlich. Aus beiden Formen kannst du ganz einfach einen Tee zubereiten: Gieße 1 Teelöffel frischen, geschälten Ingwer bzw. 1 g Pulver mit 150 ml (entspricht einer Tasse) kochendem Wasser auf. Lasse den Tee 5 Minuten ziehen und seihe ihn dann ab. Ist er dir zu scharf, kannst du zum Beispiel mit Honig süßen. Die Tagesdosis an getrocknetem Ingwer beträgt 2 bis 4 g, frischen Ingwer kannst du in größeren Mengen verwenden.

Bei Halsschmerzen und anderen Erkältungsbeschwerden hat sich ein leckerer Ingwersirup bewährt. Dazu nimmst du ein etwa handtellergroßes Stück frischen Ingwer, schneidest ihn klein und kochst ihn mit 2 Tassen Wasser auf. Der Ingwer sollte sauber sein, muss aber nicht geschält werden. Lass die Mischung so lange köcheln, bis die Hälfte des Wassers verdunstet ist, das dauert ungefähr 20 Minuten. Dann seihst du den Sud ab und lässt ihn abkühlen. Dann vermischst du ihn mit der gleichen Menge an Honig. Wichtig ist, dass der Ingwersud auf unter 40 °C abgekühlt ist, da sonst die wertvollen und ebenfalls antibiotisch wirksamen Inhaltsstoffe des Honigs zerstört werden. Von diesem Sirup nimmst du mehrmals am Tag einen Esslöffel voll ein. Wenn dir der Geschmack zu scharf ist, kannst du den Sirup auch vorher in einem Glas Wasser auflösen.

Wechselwirkungen: Wird Ingwer über einen längeren Zeitraum oder in hoher Dosis verzehrt, kann dies Auswirkungen auf den Blutzuckerspiegel und den Blutdruck haben und die Blutgerinnung herabsetzen. Wenn du Diabetes oder einen hohen Blutdruck hast oder aber Medikamente einnimmst, welche die Blutgerinnung hemmen, solltest du zunächst mit einem Arzt sprechen, bevor du Ingwerpräparate verwendest. Auch vor einer anstehenden Operation solltest du keinen Ingwer zu dir nehmen.

Nebenwirkungen und Gegenanzeigen: Bei der Verwendung von getrocknetem Ingwer kann es in Einzelfällen zu Blähungen, Sodbrennen und Magenproblemen kommen. Frischer Ingwer kann ohne Bedenken als Gewürz verwendet werden.

Kinder unter 6 Jahren dürfen noch keinen Ingwer essen. Auch schwangere und stillende Frauen sollten Ingwer (frisch und getrocknet) nur nach ärztlicher Rücksprache als Heilpflanze verwenden. Es ist noch immer unklar, ob Ingwer zur Bekämpfung von Schwangerschaftsübelkeit dienen kann, da er möglicherweise Wehen auslösend wirkt.

Menschen die an Gallensteinen leiden, sollten Ingwer ebenfalls meiden, da dieser den Gallenfluss anregt und dadurch die Beschwerden sogar verschlimmern kann.

Kapuzinerkresse (*Tropaeolum majus*)

Die Kapuzinerkresse stammt eigentlich aus Mittelamerika, doch mittlerweile findet man sie auch in vielen europäischen Gärten. Ihre dekorativen Blüten sind leuchten rot, orange oder gelb. Sie sind, genauso wie die Blätter essbar. Ihr scharfer, würziger Geschmack erinnert an Kresse und die knallige Farbe der Blüten macht sie zu einem echten Hingucker im Salat. Doch Kapuzinerkresse ist viel mehr als essbare Deko. Denn die Schärfe der Kapuzinerkresse wird durch Senföle verursacht, die schon seit Jahrhunderten für ihre antibiotische, antivirale und antimykotische Wirkung bekannt sind und auch in den nah verwandten Kreuzblütlern vorkommen. Besonders das Benzylsenföl, das ein breites Wirkungsspektrum hat, liegt in der Kapuzinerkresse in hoher Konzentration vor. Dieser Wirkstoff hemmt nachweislich die Vermehrung von

Grippeviren und vieler verschiedener krankheitserregender Bakterien. Auch die antimykotische Wirkung auf verschiedene humanpathogene Pilze konnte wissenschaftlich bewiesen werden. Weitere Inhaltsstoffe der Kapuzinerkresse sind Vitamin C, verschiedene Polyphenole und Enzyme. Die Blüten enthalten außerdem Anthocyane und Carotinoide, das sind die Stoffe die für die leuchtende Farbe der Blüten verantwortlich sind. Im menschlichen Körper haben sie eine antioxidative Wirkung.

Anwendungsgebiete: Kapuzinerkresse hilft bei Blasenentzündungen, Bronchitis, Nebenhöhlenentzündungen, Grippe und Pilzinfektionen. Äußerlich angewendet lindert Kapuzinerkresse Muskelschmerzen und leichte Prellungen, da das enthaltene Senföl die Durchblutung der Haut und Muskulatur anregt.

Darreichung und Dosierung: In der Pflanzenheilkunde werden das Kraut und die Blüten sowohl in frischem als auch im getrockneten Zustand verwendet. Die frischen Pflanzenteile sind am wirksamsten. Mittlerweile gibt es auch Kapuzinerkressepräparate in Tabletten- und Kapselform, oft auch in Kombination mit anderen Wirkstoffen. Du kannst die Blätter und Blüten frisch einfach so oder im Salat essen, um dein Immunsystem zu stärken und Infektionen vorzubeugen. Dazu musst du aber mindestens 40 g Kapuzinerkresse pro Tag essen. Bei akuten Beschwerden hilft auch ein Aufguss aus frischer Kapuzinerkresse: Gieße dazu 3 bis 30 g Kapuzinerkresse mit 1 l heißem Wasser auf und lasse den Tee 10 bis 15 Minuten bedeckt ziehen bevor du ihn abseihst. Davon trinkst du dann 2 bis 3 Tassen täglich. Kapuzinerkresse darf nicht länger gekocht werden, da sonst die Wirkstoffe verloren gehen.

Den Tee kannst du auch äußerlich anwenden. Wenn du eine Saftpresse besitzt, kannst du Kapuzinerkresse pur oder mit anderen Obst- und Gemüsearten zu Saft verarbeiten. Die empfohlene Tagesdosis liegt bei 30 g, bezogen auf den Wirkstoff Benzylsenföl.

Wechselwirkungen sind bisher nicht bekannt.

Nebenwirkungen und Gegenanzeigen: Bei Einhaltung der Tagesdosis sind keine Risiken bekannt. Benzylsenföl kann jedoch reizend auf Haut und Schleimhäute wirken. Sehr selten kommt es zu Magen-Darm-Beschwerden und Hautausschlag. Darum sollte Kapuzinerkresse oder Präparate daraus nicht länger als 4 bis 6 Wochen angewendet werden. Wenn du zu viel Kapuzinerkresse zu dir nimmst, kann es zu einer erhöhten Eiweißausscheidung kommen.

Kapuzinerkresse ist nicht für Säuglinge und Kleinkinder geeignet, auch Menschen die an Magen-Darm-Geschwüren oder Nierenerkrankungen leiden, sollten von einer Behandlung mit Kapuzinerkresse absehen.

Frauen die schwanger werden wollen, es bereits sind oder gerade stillen sollten sicherheitshalber ebenfalls keine Kapuzinerkresseprodukte anwenden.

Knoblauch (*Allium sativum*)

Der Knoblauch gehört zur Unterfamilie der Lauchgewächse. Er stammt eigentlich aus Zentralasien und wurde wahrscheinlich durch die Römer nach Europa gebracht. Schon in der Antike wurde Knoblauch als Würz- und Heilmittel verwendet. Heutzutage ist Knoblauch beinah weltweit bekannt und ist wichtige Zutat vieler lokaler Spezialitäten. Besonders in der mediterranen, nahöstlichen und asiatischen Küche ist Knoblauch ein unverzichtbares Gewürz. Doch Knoblauch ist nicht nur lecker, sondern auch noch sehr gesund. Das liegt vor allem an den schwefelhaltigen Inhaltsstoffen der weißen Knolle. Besonders die Aminosäure Alliin trägt zur positiven Gesundheitswirkung des Knoblauchs bei. Abbauprodukte dieser Substanz sind übrigens für den typischen Geruch verantwortlich, den man nach ausgiebigem Knoblauchgenuss verströmt. Allin selbst ist geruchlos und wird beim Quetschen, Schneiden oder Pressen des Knoblauchs zu Alliciin umgewandelt, das wiederum Ausgangsstoff für weitere schwefelhaltige Substanzen ist, die ebenfalls gesundheitsfördernd sind. Einer dieser Stoffe ist das Ajoen, das die Bildung von Blutgerinnseln verhindert und dadurch einer Thrombose vorbeugen kann. Knoblauch beugt außerdem Herz-Kreislauf-Erkrankungen vor, hemmt das Wachstum von Bakterien und Pilzen, senkt den Blutdruck und beugt Erkältungen, altersbedingten Gefäßveränderungen und verschiedenen Krebsarten vor.

Anwendungsgebiete: In der Pflanzenheilkunde wird Knoblauch bei grippalen Infekten, Herz-Kreislauf-Erkrankungen, Thrombose, Bluthochdruck, Infektionen der Atemwege und des Verdauungsapparates sowie bei erhöhten Cholesterinwerten eingesetzt.

Darreichung und Dosierung: Wenn dir der strenge Knoblauchgeruch nichts ausmacht, kannst du Knoblauch in frischer Form zu dir nehmen. Den typischen Mundgeruch kannst du übrigens mit Petersilie oder Ingwer bekämpfen. Es gibt aber auch zahlreiche knoblauchhaltige Präparate in Form von Pulvern, Tinkturen, Sirup oder Kapseln. Die mittlere Tagesdosis beträgt 4 g frische Knoblauchzwiebel. Aus frischem Knoblauch gepresster Saft ist ebenfalls sehr wirksam. Davon nimmst du dreimal täglich 20 Tropfen ein. Wenn du dich für andere Knoblauchpräparate aus dem Handel entscheidest, dann halte dich genau an die im Beipackzettel angegebene Dosierung.

Wechselwirkungen: Knoblauch hemmt die Blutgerinnung. Wenn du bereits Medikamente einnimmst die den gleichen Effekt haben, solltest du vor einer Eigentherapie mit Knoblauch deinen Arzt konsultieren. Außerdem verträgt Knoblauch sich nicht mit manchen HIV-Medikamenten und kann sogar deren Wirksamkeit herabsetzen.

Nebenwirkungen: Aufgrund der blutgerinnungshemmenden Wirkung darf Knoblauch in größeren Mengen nicht in der Schwangerschaft oder vor einer geplanten Operation angewendet werden. Außerdem gehen bestimmte Inhaltsstoffe des Knoblauchs in die Muttermilch über und können beim Säugling Blähungen auslösen.

Ansonsten ist Knoblauch aber sehr verträglich. Selten treten Magen-Darm-Beschwerden auf, darum sollte Knoblauch nicht auf nüchternen Magen verzehrt werden. Personen, die viel mit Knoblauch oder Knoblauchprodukten in Berührung kommen (z.B. Köche oder Gärtner) können allergische Reaktionen entwickeln.

Kurkuma (Curcuma longa und Curcuma xanthorrhiza)

Das Rhizom von Kurkuma (auch Gelbwurz genannt) sieht ein bisschen wie Ingwer aus und das ist auch kein Wunder, denn die beiden Pflanzen sind nah miteinander verwandt. Der Unterschied wird jedoch spätestens beim Durchschneiden des Rhizoms sichtbar, denn Kurkuma ist von leuchtend gelboranger Farbe. Selbst wenn du Kurkuma noch nie gesehen hast, gegessen hast du ihn sicher schon, denn das aus Südasien stammende Gewächs ist ein wesentlicher Bestandteil von Curry-Gewürzmischungen. In Indien und im südostasiatischen Raum ist die frische oder getrocknete Kurkumaknolle eine wichtige Zutat verschiedenster lokaler Spezialitäten. Kurkuma wird aber nicht nur in der Küche verwendet, sondern auch in der traditionellen Heilkunde. In Indien wird die gelbe Wurzel schon seit 4000 Jahren als Gewürz und Heilmittel verwendet und galt lange Zeit sogar als heilig. In Indonesien wird neben Kurkuma auch der Javanische Gelbwurz (*Curcuma xanthorrizha*) verwendet, um die traditionelle Medizin *Jamu* zuzubereiten. Beide Kurkuma-Arten enthalten verschiedene Curcuminoide (u.a. Curcumin), das sind die gelben Farbstoffe, sowie ätherische Öle und Polysaccharide. Diese Substanzen, besonders aber das Curcumin, sind verantwortlich für die vielfältigen gesundheitsfördernden Eigenschaften der gelben Wurzeln. Die beiden Kurkuma-Arten wirken entzündungshemmend, verdauungsfördernd, antibakteriell und antioxidativ. Kurkuma schützt die Leber, fördert den Gallenfluss, regt die Tätigkeit der Gallenblase an und hemmt Krebs und die Metastasenbildung. Curcumin hat auch einen positiven Effekt auf die Knochengesundheit, ist antiviral und hemmt sogar die Vermehrung von HI-Viren! In Tierversuchen gab es bereits Hinweise auf eine antidepressive und Alzheimer vorbeugende Wirkung des Curcumins, bisher konnten diese in klinischen Studien aber noch nicht bestätigt werden. Besonders das

Curcumin ist für die positive Wirkung von Kurkuma auf viele Vorgänge im Körper verantwortlich. Unglücklicherweise hat Curcumin allein eine sehr geringe Bioverfügbarkeit, der Körper kann den Wirkstoff also kaum nutzen. Zum Glück gibt es eine Lösung für dieses Problem: Wenn man nämlich Curcumin gleichzeitig mit Piperin, einem Bestandteil des Pfeffers, einnimmt, steigert das die Bioverfügbarkeit um fast 2000 %!

Anwendungsgebiete: Kurkuma und Javanischer Gelbwurz können bedenkenlos zur Behandlung verschiedenster Beschwerden verwendet werden. Unverträglichkeitsreaktionen kommen nur äußerst selten vor. Das macht die beiden Gewürze zu einem sicheren Heilmittel. Traditionell wird Kurkuma bei Verdauungsbeschwerden eingesetzt, es fördert die Fettverdauung und lindert Sodbrennen, Blähungen, Völlegefühl, Durchfall und Bauchschmerzen. Auch bei entzündlichen Erkrankungen der Galle und zur Vorbeugung von Gallensteinen kann Kurkuma helfen. In der traditionellen javanischen Medizin werden Kurkuma-Arten auch bei Erkältungen, Infektionen des Magen-Darm-Trakts und zur allgemeinen Stärkung der Abwehrkräfte verwendet.

Darreichungsform und Dosierung: In der Apotheke gibt es mittlerweile zahlreiche Fertigarzneimittel mit Kurkumaextrakt zu kaufen. Doch auch das frische Rhizom ist in Deutschland erhältlich. Du wirst es zwar nicht im normalen Supermarkt finden, aber vielleicht wirst du ja in einem Geschäft für asiatische Produkte fündig. Die richtige Dosierung ist bisher noch nicht einwandfrei bestimmt worden. Die World Health Organisation (WHO) empfiehlt eine maximale Tagesdosis von bis zu 3 mg Curcumin pro kg Körpergewicht. Curcumin löst sich nicht gut in Wasser und wird vom Darm nur schlecht aufgenommen. Da in der frischen Kurkumawurzel nur 2 bis 8 % Curcumin enthalten sind, solltest du auf Curcumin-Präparate zurückgreifen. Diese enthalten wesentlich mehr Curcumin, so dass dein Körper den Wirkstoff in ausreichender Menge aufnehmen kann. Bitte befolge die Dosierungsanleitung so wie in der Packungsbeilage beschrieben! Möglicherweise hat aber auch schon eine geringere Menge Curcumin positive Effekte, genaue Untersuchungen zu diesem Thema stehen noch aus. Bei Verdauungsproblemen und Infektionen im Magen-Darm-Bereich nimmst du pro Tag 1,5 bis 3 g Kurkumapulver (mindestens 3 % Curcumin) ein. Zur Stärkung der Abwehrkräfte und der Leber kannst du auch einen Sud mit der frischen Wurzel zubereiten.

Wechselwirkungen: Das in Kurkuma-Arten enthaltene Curcumin verändert die Aufnahme verschiedener Medikamente und deren Wirkstoffspiegel im Körper. Wenn du regelmäßig Tabletten einnehmen musst dann frage deine Ärztin oder deinen Arzt um Rat, bevor du eine Therapie mit Kurkuma-Produkten beginnst. Curcumin scheint außerdem der

Chemotherapie entgegenzuwirken. Ganz geklärt ist dieser Effekt noch nicht, doch sicherheitshalber sollten Krebspatienten die sich in Chemotherapie befinden curcuminhaltige Produkte vermeiden. Weiterhin hemmt Curcumin die Blutgerinnung und sollte außerdem nicht gleichzeitig mit entzündungshemmenden Medikamenten eingenommen werden. Im Zweifelsfall solltest du immer einen Arzt oder Apotheker befragen bevor du eine Selbstmedikation beginnst.

Nebenwirkungen und Gegenanzeigen: Kurkuma und Javanischer Gelbwurz sind sehr sichere Heilmittel, auch bei hohen Tagesdosen wurden nur leichte Unverträglichkeitssymptome beobachtet. Dennoch sollte man beide Heilpflanzen nicht unbedacht anwenden. Bei Gallensteinen oder einer vorliegenden Verstopfung der Gallenwege darf Kurkuma nicht verwendet werden!

In der Schwangerschaft und Stillzeit sowie zur Behandlung von Kindern sollte Kurkuma nicht angewendet werden, denn bisher gibt es dazu noch keine verlässlichen Untersuchungsergebnisse. In hoher Dosierung und bei langfristiger Anwendung kann Kurkuma leichte Verdauungsprobleme verursachen.

Meerrettich (Armoracia rusticana)

Der Meerrettich gehört zur Familie der Kreuzblütler. Die weiße Wurzel der Pflanze wird meistens zu Würzmitteln oder Brotaufstrichen verarbeitet und ist von außerordentlicher Schärfe. Schon beim Schneiden oder Reiben des Meerrettichs steigen die beißenden Dämpfe auf und treiben einem die Tränen in die Augen. Das liegt an den im Meerrettich enthaltenen Senfölglycosiden die bei Verletzung der Zellen von einem Enzym zu Senfölen umgewandelt werden. Diese verursachen den scharfen Geschmack des Rettichs und sind ebenfalls für den umgangssprachlichen Namen "Rachenputzer" verantwortlich. Doch Meerrettich hat noch einen anderen Namen: "Das fränkische Penicillin". Dieser spielt auf die süddeutsche Herkunft und die antibiotischen Eigenschaften der Wunderwurzel an. Neben den Senfölen enthält die Meerrettichwurzel verschiedene B-Vitamine, Vitamin C, Flavonoide, wichtige Mineralstoffe, den Stoff Alliciin, der auch im Knoblauch steckt und ätherische Öle. Meerrettich stärkt das Immunsystem wirkt antibiotisch, antiviral und harntreibend, kurbelt die Verdauung an und bekämpft Appetitlosigkeit.

Anwendungsgebiete: In der traditionellen Pflanzenheilkunde wird Meerrettich bei Infekten der oberen Atemwege, Blasenentzündungen, Grippe, Halsschmerzen, Nebenhöhlenentzündungen, Verdauungsbeschwerden und Erkrankungen der Leber und Galle eingesetzt. Äußerlich angewendet lindert Meerrettich Muskelschmerzen und Sportverletzungen.

Darreichungsform und Dosierung: Meerrettich sollte frisch genossen werden, da sich die wirksamen Bestandteile leicht verflüchtigen. Wenn du getrockneten Meerrettich verwenden willst, solltest du ihn zunächst in lauwarmem Wasser einweichen, damit die Senföle gebildet werden können. Soweit nicht anders verordnet solltest du pro Tag nicht mehr als 20 g frische, geriebene Meerrettichwurzel verzehren, da Senföle eine reizende Wirkung haben und unverdünnt sogar giftig sind. Für äußerliche Anwendungen sollte der Sendölgehalt nicht über 2 % liegen, da es sonst zu schweren Hautreizungen kommen kann.

Für die innerliche Anwendung wird etwas frische Meerrettichwurzel fein gerieben und mit der gleichen Menge Honig. Du kannst natürlich auch Zucker verwenden, doch Honig besitzt ebenfalls keimtötende Eigenschaften und unterstützt so den Heilungsprozess. Von dieser sirupartigen Mischung nimmst du täglich dreimal einen Teelöffel voll ein. Stelle am besten nicht zu viel Sirup auf einmal her, weil die Wirkstoffe mit der Zeit verloren gehen. Ein paar Tropfen Zitronensaft verlängern die Haltbarkeit. Es gibt auch andere Zubereitungsmöglichkeiten, so kannst du zum Beispiel einen Meerrettichextrakt mit heißem Wasser herstellen oder den Saft der frischen Wurzel auspressen.

Bei leichten Muskelschmerzen helfen Umschläge mit Meerrettich. Dazu bedeckst du die betroffene Stelle mit einem sauberen Tuch (z.B. ein Küchenhandtuch aus

Baumwolle) und breitest darauf den geriebenen Meerrettich aus. Die Auflage wird abgedeckt und darf maximal 10 Minuten einwirken. Achte darauf, dass der Meerrettichbrei deine Haut nicht berührt, denn die kann sehr empfindlich darauf reagieren. Wenn dir das zu kompliziert ist, kannst du auch fertige Salben mit Meerrettichextrakt kaufen.

Wechselwirkungen: Manche Abbauprodukte der Senfölglycoside können die Kropfbildung begünstigen und eine Hormontherapie bei vorhandener Schilddrüsenunterfunktion beeinflussen. Wenn bereits eine leichte, noch unbehandelte Unterfunktion der Schilddrüse vorliegt, kann diese durch Senfölglycoside verstärkt werden.

Nebenwirkungen und Gegenanzeigen: Meerrettich ist nicht für die Behandlung von Kindern unter 4 Jahren geeignet. Da die Senföle stark reizend sind, sollte Meerrettich auch als Gewürz nur sparsam verwendet und nicht mehr als 20 g pro Tag verzehrt werden. Bei einer Überdosierung kann es zu Durchfall und Erbrechen kommen. Patienten mit Magen- oder Darmgeschwüren sowie Fehlfunktionen der Schilddrüse müssen Meerrettich meiden.

Oft wird Menschen mit Nieren- und Blasenleiden empfohlen, keinen Meerrettich zu essen, da dieser zu Nierenblutungen führen könne. Dieses Problem ist mittlerweile widerlegt. Sicherheitshalber solltest du dennoch deinen Arzt konsultieren, wenn du Nierenprobleme hast, aber trotzdem Meerrettich essen möchtest.

Ringelblume (Calendula officinalis)

Die Ringelblume ist eine einjährige, krautige Pflanze mit hübschen gelben oder orangen körbchenförmigen Blütenständen. Wahrscheinlich stammt sie aus dem Mittelmeerraum, doch heute kommt die Ringelblume auch verwildert in fast ganz Europa vor. Sie stellt nur wenige Ansprüche und ist daher eine unkomplizierte, leicht anzubauende Gartenpflanze. Schon Hildegard von Bingen berichtete von der lindernden Wirkung der Ringelblume bei Lebensmittelvergiftungen. Ringelblumenblüten enthalten Flavonoide, Saponine, Triterpene, Ätherische Öle, Cumarine, Carotinoide, Xanthophylle und Polysaccharide. In ihrer Gesamtheit sind diese Substanzen für die antimikrobielle, entzündungshemmende, wundheilende und durchblutungsfördernde Wirkung der Ringelblume verantwortlich.

Anwendungsgebiete: Auszüge aus den Blüten der Ringelblume können sowohl innerlich als auch äußerlich verwendet werden, doch die innerliche Anwendung ist heute nicht mehr gebräuchlich. Die äußerlichen Anwendungsgebiete sind Entzündungen im Mundraum, Akne, Ekzeme, trockene Haut, Hämorrhoiden,

Krampfadern und Erkrankungen der Venen. Auch bei schlecht heilenden Wunden, Verbrennungen, Erfrierungen und Quetschungen ist Ringelblumenextrakt zu empfehlen.

Darreichungsform und Dosierung: Extrakte aus Ringelblumenblüten gibt es meist in Form von Salben oder Tinkturen. Sie werden auch vielen kosmetischen Hautpflegeprodukten beigemischt. Als Schmuckdroge werden die Blüten zum Aufhübschen von Kräuterteemischungen verwendet.

Mit getrockneten Ringelblumenblüten kannst du einen Sud zubereiten. Dazu überbrühst du 1 bis 2 Teelöffel der Blüten mit etwa 150 ml kochendem Wasser. Die Mischung wird nach 10 Minuten Ziehzeit abgeseiht. Zur Behandlung von Entzündungen im Mund- oder Rachenbereich spülst und gurgelst du mehrmals täglich mit dem noch warmen Tee. Bei Wunden, Muskelschmerzen oder Erkrankungen der Haut tränkst du ein sauberes Tuch oder eine Kompresse mit dem Tee und legst diese auf die betroffene Stelle.

Wechselwirkungen sind bisher nicht bekannt.

Nebenwirkungen und Gegenanzeigen: Bisher sind keine Nebenwirkungen bei bestimmungsgemäßem Gebrauch von Ringelblumen als Heilpflanze bekannt. Wer gegen Korbblütler allergisch ist, sollte keine Produkte mit Ringelblumenextrakt verwenden. Bei längerer, äußerlicher Anwendung kann es zu allergischen

Reaktionen oder zur Bildung von Kontaktekzemen kommen. Darum sollte Behandlung abgebrochen werden, wenn keine Besserung der Beschwerden eintritt. In diesem Fall solltest du einen Arzt konsultieren.

Salbei (Salvia officinalis)

Es gibt sehr viele verschiedene Salbei-Arten, doch besonders der Echte Salbei oder auch Garten-Salbei ist als Gewürz- und Heilpflanze von Bedeutung. Er gehört zur Familie der Lippenblütler und wächst als ausdauernder, im unteren Bereich verholzender Halbstrauch. Die würzig duftende Pflanze wird in der Küche bei der Zubereitung von Fisch- und Fleischgerichten, sowie zum Aromatisieren von Suppen und Gemüsen verwendet. Die heilende Wirkung des Salbeis war schon in der Antike bekannt. Der botanische Name *Salvia* leitet sich vom lateinischen Wort *salvare* ab, das so viel wie *heilen* bedeutet. Er wirkt antibiotisch, antimikrobiell, schweißhemmend, wundheilend und schützt die Zellen vor Karzinogenen. Vermutet aber nicht bestätigt sind schmerzlindernde und antidiabetische Effekte des Salbeis. Möglicherweise regt Salbei zudem die geistige Leistungsfähigkeit an. Im Mittelalter sagte man ihm eine desinfizierende Wirkung nach und verbrannte in Zimmern von Schwerkranken Salbeiblätter zur Reinigung. Frisches Salbeikraut enthält bis zu 0,5 % ätherisches Öl. Besonders hoch ist der Ölgehalt kurz vor der Blüte und dann nachmittags, er wird aber auch entschieden vom Standort beeinflusst. Das solltest du bedenken, wenn du Salbei im Garten anpflanzen möchtest.

Das ätherische Öl des Salbeis setzt sich aus verschiedenen Stoffen zusammen. Der Hauptwirkstoff des Salbeis ist Thujon. Je höher der Anteil dieser Substanz im destillierten Öl ist, desto besser ist dessen Qualität.

Anwendungsgebiete: Salbei wird innerlich bei Verdauungsbeschwerden und übermäßiger Schweißbildung angewendet. Eine äußerliche Behandlung mit Salbei wird bei Halsschmerzen, Entzündungen im Mund- und Rachenbereich, unreiner Haut und Mundgeruch empfohlen.

Darreichungsform und Dosierung: Salbei ist als frisches oder getrocknetes Kraut, als Tinktur oder ätherisches Öl erhältlich. Bei Halsschmerzen sind Salbeibonbons sehr beliebt. Für die innerliche Behandlung kannst du einen Salbeitee zubereiten. Dazu wird 1 Teelöffel trockenen Salbeikrauts mit 150 ml kochendem Wasser übergossen, 10 Minuten bedeckt ziehen gelassen und dann abgeseiht. Bei Magen-Darm-Beschwerden trinkst du je eine Tasse frisch aufgebrühten Tee eine halbe Stunde vor jeder Mahlzeit. Die Tagesdosis für die innere Anwendung hängt von der Darreichungsform ab:

- Getrocknete Blätter: 4 bis 6 g

- Ätherisches Öl: 0,1 bis 0,3 g (entspricht 1 bis 2 Tropfen pro Tasse)

- Fluidextrakt: 1,5 bis 5 g

- Tinktur: 2,4 bis 7,5 ml

Achte auch unbedingt auf die Angaben in der Packungsbeilage um eine Überdosierung zu vermeiden.

Zum Gurgeln oder Spülen gießt du 2,5 g getrocknete Salbeiblätter mit 100 ml Wasser auf und lässt den Sud 10 Minuten bedeckt ziehen und seihst ihn anschließend ab. Den lauwarmen oder abgekühlten Tee kannst du dann mehrmals täglich zur äußerlichen Behandlung verwenden. Alternativ zu getrocknetem Salbei kannst du für den gleichen Verwendungszweck auch 2 bis 3 Tropfen ätherisches Öl bzw. 5 g Tinktur in eine kleine Tasse Wasser (100 ml) geben. Zum Pinseln erkrankter Haut kann unverdünnte Salbeitinktur verwendet werden.

Wechselwirkungen sind bisher nicht bekannt.

Nebenwirkungen und Gegenanzeigen: Das ätherische Öl des Salbeis ist richtig angewendet heilsam, doch in zu hoher Dosierung ist es giftig. Darum dürfen konzentrierte Salbeiprodukte (ätherisches Öl und alkoholischer Auszug aus Salbei) nicht über einen längeren Zeitraum verwendet werden. Die empfohlene

Tagesdosis dieser Arzneimittel ist genau einzuhalten. Andernfalls kann es zu Krampfanfällen und Schäden am Nervensystem kommen. Weitere Symptome einer Überdosierung sind beschleunigter Herzschlag, Hitzewallungen, Verwirrtheit und Schwindel. Bei der Verwendung wässriger Salbeiextrakte (Tee und Pflanzenpresssaft) besteht die Gefahr einer Überdosierung nicht.

Salbeiöl und -tinktur sollten während der Schwangerschaft und Stillzeit nicht innerlich angewendet werden. Salbei kann nämlich die Milchproduktion verringern und wurde darum früher zum Abstillen benutzt. Das gilt aber nur für Salbei als Heilpflanze. Wenn du Salbei in kleinen Mengen zum Würzen in der Küche benutzt, sollte dies unbedenklich sein.

Sonnenhut (*Echinacea*-Arten)

Die Sonnenhüte sind ausdauernde, krautige Pflanzen die der Familie der Korbblütler zugehörig sind. Besonders typisch sind die Blüten mit den nach unten geschlagenen Blütenblättern und dem runden, stachligen Blütenboden, der ein wenig an einen Igel erinnert. Alle Sonnenhut-Arten stammen aus Nordamerika und wurden dort bereits von den Indianern als Heilpflanze geschätzt. Heute sind besonders drei Arten medizinisch bedeutsam: Der Purpursonnenhut (*E. purpurae*), der Blassfarbene Sonnenhut (*E.pallida*) und der Schmalblättrige

Sonnenhut (*E. angustifolia*). Diese besitzen entzündungshemmende, immunstimulierende, antivirale und antioxidative Eigenschaften. Das liegt an einer Vielzahl von Wirkstoffen. Die unterschiedlichen Pflanzenteile enthalten unter anderem Alkamide (sehr reaktive Substanzen), Phenylpropanoide (Antioxidantien und Radikalfänger), Polysaccharide, ätherische Öle, Alkaloide und Flavonoide. Diese Stoffe liegen in sehr unterschiedlichen Konzentrationen in der Pflanze vor, Sonnenhutpräparate werden meistens aus dem Kraut und der Wurzel hergestellt. Wie genau die verschiedenen Substanzen auf das Immunsystem einwirken, ist bisher noch nicht bekannt.

Anwendungsgebiete: Sonnenhutpräparate werden zur Stärkung des Immunsystems bei wiederkehrenden Atemwegsinfektionen und zur Verkürzung der Krankheitsdauer bei Erkältungen und grippalen Infekten verwendet. Der größte Erfolg tritt ein, wenn bereits bei den ersten Symptomen mit der Behandlung begonnen wird. Weitere Anwendungsmöglichkeiten sind schlecht heilende Wunden, Hautentzündungen und Herpes simplex. Auch zur Unterstützung der Krebstherapie wird Sonnenhut gelegentlich verwendet.

Darreichungsform und Dosierung: Im Handel gibt es eine ganze Menge verschiedenster Sonnenhutpräparate zu kaufen. Du hast die Wahl zwischen Presssaft, alkoholischen Extrakten der Wurzel oder des Krautes, homöopathischen Mitteln, Tabletten und sogar Lutschbonbons. Für die äußerliche Anwendung gibt es diverse Salben und Tinkturen. Je nach Produkt können die Zusammensetzung und der Gehalt der Wirkstoffe stark schwanken. Lass dich am besten in der Apotheke oder vom Arzt beraten. Erkundige dich auch nach der empfohlenen Tagesdosis, diese muss im Beipackzettel angegeben sein. Sonnenhutpräparate kannst du nicht vorbeugend einnehmen, sondern nur bei ersten Krankheitssymptomen oder wenn du einem hohen Ansteckungsrisiko ausgesetzt bist. Du solltest Arzneimittel mit Sonnenhut nicht länger als 2 Wochen am Stück anwenden und vor einer weiteren Einnahme eine Pause von gleicher Dauer einlegen.

Wechselwirkungen: Sonnenhut beeinflusst möglicherweise die Aufnahme und Verwertung verschiedener Medikamente, so werden bestimmte Beruhigungsmittel aus der Klasse der Benzodiazepine schneller abgebaut.

Nebenwirkungen und Gegenanzeigen: In verschiedenen Studien wurde festgestellt, dass Sonnenhutpräparate einige mögliche Nebenwirkungen haben können. Dazu gehören Bauchschmerzen, Wassereinlagerungen, Übelkeit, Atemnot, Juckreiz und Ausschlag. Bei Injektionen kann es außerdem zu Fieberreaktionen, Übelkeit, Erbrechen, Schüttelfrost und sogar zum allergischen Schock kommen. Diese

Anwendungsform ist zu riskant und sollte nicht mehr verwendet werden.

Bei einer bekannten Allergie gegen Korbblütler sollten Sonnenhutprodukte gemieden werden, das gilt ebenfalls für Personen die allgemein zu Allergien neigen.

Ob und wie sonnenhuthaltige Arzneimittel einen Einfluss auf Schwangerschaft und Stillzeit haben, ist noch nicht hinreichend untersucht worden. Obwohl es bisher keinen Hinweis auf eine fruchtschädigende Wirkung gibt, sollte Sonnenhut sicherheitshalber nur unter ärztlicher Aufsicht verwendet oder besser ganz gemieden werden. Auch für Säuglinge sind diese Präparate nicht geeignet, da ihr Immunsystem noch nicht vollständig ausgebildet ist.

Auch bei einer Reihe schwerer Erkrankungen wie Tuberkulose, Leukämie, Multiple Sklerose und anderen Autoimmunerkrankungen, sowie bei AIDS und HIV-Infektion sollten keine Sonnenhutprodukte eingenommen werden. Patienten die Medikamente zur Unterdrückung des Immunsystems einnehmen (z.B. nach einer Transplantation), müssen Sonnenhutpräparate ebenfalls meiden.

Spitzwegerich (Plantago lanceolata)

Der Spitzwegerich ist ein relativ kleines, unauffälliges Kraut, das ursprünglich aus Europa stammt, mittlerweile aber in der ganzen Welt zu finden ist. Er wächst an Weg- und Feldrändern, in Parks und sogar im Garten. Der Spitzwegerich wird 5 bis 50 cm hoch und ist erkennbar an den schmalen, länglichen Blättern die am Boden in Form einer Rosette angeordnet sind. Aus dieser Rosette erhebt sich zur Blütezeit (Mai bis September) ein langer Stiel, an dessen Ende ein walzenförmiger Blütenstand sitzt. Die Blätter können auch als Wildsalat verzehrt werden, doch wichtiger ist ihre Bedeutung als Heilkraut. Spitzwegerich ist nämlich schon seit Hunderten von Jahren für seine heilende Wirkung bekannt. Er enthält Polysaccharide (Schleimstoffe) und Gerbstoffe die ihm eine immunstärkende, hustenlindernde und schleimlösende Wirkung verleihen. Die Schleimstoffe legen sich wie eine schützende Schicht auf die Haut von Hals und Rachen und wirken wohltuend bei Husten, Halsschmerzen und Heiserkeit. Spitzwegerich besitzt aber noch einen weiteren Wirkstoff, das Aucubin, das entzündungshemmend und antibiotisch wirkt.

Anwendungsgebiete: Spitzwegerich wird bei Atemwegskatarrhen (Erkältungssymptome), Entzündungen der Mund- und Rachenschleimhaut sowie bei entzündlichen Erkrankungen der Haut verwendet. Frisches Spitzwegerichkraut ist auch eine wirksame Soforthilfe bei Insektenstichen oder Kontakt mit

Brennnesseln. Der Pflanzensaft lindert den Juckreiz und wirkt abschwellend.

Darreichungsform und Dosis: Spitzwegerich kann frisch oder getrocknet verwendet werden, in der Apotheke sind außerdem Pastillen, Sirup, Spitzwegerichsaft oder Hustenteemischungen erhältlich. Die antibiotische Wirkung des Spitzwegerichs ist von der Darreichungsform abhängig, da das Aucubin nur in frisch gepresstem Pflanzensaft und in Kaltwasserauszügen enthalten ist.

Als Erste Hilfe bei einem Insektenstich pflückst du einige möglichst lange Spitzwegerichblätter, legst sie übereinander und verknotest sie. Dann reibst du den Knoten in deiner Hand hin und her, bis der Pflanzensaft austritt. Damit bestreichst du dann den Stich.

Die empfohlene Tagesdosis für die innerliche Anwendung von Spitzwegerich entspricht 3 bis 6 g. Das reicht für 3 bis 4 Tassen Spitzwegerichtee. Diesen bereitest du zu, indem du pro Tasse 2 Teelöffel getrocknetes Spitzwegerichkraut mit kochendem Wasser aufgießt und 10 bis 15 Minuten ziehen lässt.

Für die äußerliche Anwendung, zum Spülen und Gurgeln stellst du einen Kaltauszug her. Dazu gibst du 2 Teelöffel Spitzwegerich in eine Tasse, füllst diese mit kaltem Wasser auf und lässt die Mischung 1 bis 2 Stunden unter gelegentlichem Umrühren ziehen.

Wechselwirkungen sind bisher nicht bekannt.

Nebenwirkungen und Gegenanzeigen: Das konzentrierte Aucubin kann zwar zu Reizungen des Verdauungstrakts führen, doch in herkömmlichen Präparaten ist die Konzentration dieses Wirkstoffs zu gering dafür.

Thymian (Thymus vulgaris)

Der Thymian ist eine Gewürz- und Heilpflanze aus der Familie der Lippenblütler. Er kommt ursprünglich aus dem mediterranen Raum, kann aber auch in Deutschland angebaut werden. Thymian wächst als ausdauernder und stark verzweigter Halbstrauch und hat schmale, längliche, fast schon nadelartige Blätter, die beim Zerreiben den typischen Duft verströmen. Der Hauptwirkstoff des Thymians ist ein ätherisches Öl, dessen Zusammensetzung und Gehalt in der Pflanze abhängig von genetischen und klimatischen Faktoren sehr stark variieren kann. Thymianöl besteht aus Thymol, Carvacrol und einigen weiteren Substanzen. Besonders ein hoher Thymol-Gehalt ist in medizinisch verwendetem Thymian wünschenswert. Das ätherische Öl verleiht der Pflanze antivirale und antibakterielle Eigenschaften. Weiterhin gilt Thymian als entzündungshemmend, krampflösend, schmerzlindernd und sekretionsfördernd.

Anwendungsgebiete: Thymian wird erfolgreich zur Behandlung von Erkrankungen der oberen Atemwege, Bronchitis und Keuchhusten eingesetzt. In der Volksmedizin verwendet man ihn auch bei Appetitlosigkeit und Verdauungsproblemen, Entzündungen der Mundschleimhaut, Mundgeruch, Mandelentzündungen und zur Linderung rheumatischer Beschwerden.

Darreichungsform und Dosierung: Im Handel sind zahlreiche Thymianprodukte erhältlich. Es gibt ihn zum Beispiel als Tee, Öl, trockenen und flüssigen Extrakt. Thymian ist auch Bestandteil zahlreicher Kombinationspräparate und wird auch in Badezusätzen (Erkältungsbäder) verwendet. Für die innerliche Anwendung kommen Tees oder Tinkturen zum Einsatz. Zur Zubereitung des Tees wird 1 Teelöffel getrocknetes Kraut mit 150 ml kochendem Wasser aufgegossen, abgedeckt und nach 10 Minuten Ziehzeit abgeseiht. Einen solchen Tee trinkst du mehrmals täglich bei Husten oder während der Mahlzeit zur Verdauungsanregung. Er sollte immer frisch zubereitet werden. Die Anwendung von Thymiantinktur ist von der Konzentration des Produkts abhängig, achte also auf die Packungsbeilage. Von einem Präparat mit einer Konzentration von 1:10 (in 70 %igem Alkohol) nimmst du dreimal täglich 40 Tropfen ein. Um Erkältungsbeschwerden und Husten zu lindern, kannst du Thymiankraut auch als Badezusatz verwenden. Dazu kochst du 500 g Kraut in 4 l Wasser auf, seihst den

Aufguss ab und fügst ihn dem Badewasser hinzu. Wenn du Fertigarzneimittel mit Thymianextrakt verwendest, dann frage deinen Arzt oder Apotheker nach der richtigen Dosierung oder sieh in der Packungsbeilage nach.

Wechselwirkungen sind bisher nicht bekannt.

Nebenwirkungen und Gegenanzeigen: Obwohl Thymian ein sehr niedriges Allergiepotential hat, kann neigen Personen, die eine Überempfindlichkeit gegen Birkenpollen und Sellerie haben auch zu einer Reaktion auf Thymian. Auch Menschen die eine bekannte Unverträglichkeit von Lippenblütlern haben, sollten Thymian besser meiden.

Bisher gibt es keine Untersuchungen zur Unbedenklichkeit von Thymianpräparaten in der Schwangerschaft und Stillzeit. Sicherheitshalber sollten Thymianzubereitungen darum nur auf ärztlichen Rat hin verwendet oder besser ganz gemieden werden. Die Verwendung in kleinen Mengen als Gewürz dürfte aber kein Risiko bergen.

Bei großflächigen Hautverletzungen oder akuten Hauterkrankungen, bei schweren und fiebrigen Infekten, Herzinsuffizienz und Hypertonie sollten keine Vollbäder, egal mit welchem Badezusatz, genommen werden.

Wenn sich deine Beschwerden nach einer Woche nicht gebessert haben oder wiederkehrend sind, solltest du dich in ärztliche Behandlung begeben. Säuglinge und Kleinkinder die unter heftigen Erkältungen und Husten leiden, sollten niemals eigenmächtig behandelt, sondern immer einem Kinderarzt vorgestellt werden.

Zwiebel (*Allium cepa*)

Genau wie schon der Knoblauch ist auch die Zwiebel ein Lauchgewächs. Sie wird weltweit als Gemüsepflanze geschätzt und ist aus vielen Gerichten einfach nicht mehr wegzudenken. Schon bei den alten Römern galt die Zwiebel als Grundnahrungsmittel! Frische Zwiebeln sind aber auch ein wichtiger Bestandteil der Pflanzenheilkunde. Sie enthalten schwefelhaltige Verbindungen, die ihr antibakterielle und antiasthmatische Wirkungen verleihen. Außerdem senken Zwiebeln den Blutdruck und den Blutzucker leicht, haben gerinnungshemmende und antioxidative Eigenschaften. Wer viele Zwiebeln isst, senkt sein Risiko an bestimmten Krebsarten zu erkranken.

Anwendungsgebiete: Die Zwiebel hat ein sehr breites Wirkungsspektrum. Sie dient zur vorbeugenden Behandlung altersbedingter Gefäßveränderungen und Appetitlosigkeit. Ferner verwendet man Zwiebeln bei Durchfall, Darminfektionen, Husten und anderen Erkältungssymptomen, erhöhten Blutfettwerten und Diabetes. Eine äußerliche Anwendung wird bei

Mittelohrentzündungen und als Erste Hilfe bei Insektenstichen empfohlen.

Darreichungsform und Dosierung: Zwiebeln können frisch, getrocknet oder als Sirup eingenommen werden. Die Tagesdosis beträgt 50 g der frischen bzw. 20 g getrockneten Zwiebel. Man kann aus Zwiebeln auch Saft pressen oder eine Tinktur herstellen. Zur Herstellung von Zwiebelsirup schneidest du eine oder zwei große Zwiebeln klein und vermengst die Stücke in einem Schraubglas mit etwas Zucker oder Honig. Über Nacht sammelt sich dann eine bräunliche Flüssigkeit im Glas. Wenn der Zucker komplett verschwunden ist, seihst du das Gemisch ab. Von diesem Sirup wird dann mehrmals täglich ein Esslöffel voll eingenommen.

Für die äußerliche Anwendung bei Ohrenschmerzen und Mittelohrentzündung wird eine Zwiebel fein gehackt und mit etwas Wasser sowie einer Prise Salz zu einem Brei angerührt. Dieser wird auf ein sauberes Tuch gegeben, eingeschlagen und die fertige Packung dann für 10 Minuten auf das betroffene Ohr gelegt. Die Zwiebelmischung darf nicht ins Ohr gelangen! Bei akuten Insektenstichen wird eine Zwiebel halbiert und mit der Schnittkante auf die schmerzende Stelle gelegt.

Wechselwirkungen sind bisher nicht bekannt.

Nebenwirkungen und Gegenanzeigen: Zwiebeln werden weltweit als Gemüse verzehrt und sind sehr gut verträglich. Bei empfindlichen Personen kann der

Verzehr roher Zwiebeln zu Magenproblemen oder Sodbrennen führen. Gekochte und gebratene Zwiebeln können Blähungen verursachen. Manche Menschen reagieren auch allergisch auf Zwiebeln. Bei Menschen die viel mit Zwiebeln in Berührung kommen (z.b. Köche) können Kontaktekzeme entstehen.

Natürlich gibt es noch etliche andere Pflanzen, die antibiotische oder antivirale Wirkstoffe enthalten. Diese Liste ist nur eine kleine Auswahl und du bist herzlich dazu eingeladen, dich in Büchern oder im Internet über weitere interessante Heilpflanzen zu informieren.

Schlusswort & Haftungsausschluss

Vielen Dank für den Erwerb dieses Buches! Ich hoffe die Inhalte konnten dir dabei helfen einen Einblick in die Welt der Pflanzenheilkunde zu gewinnen. Pflanzliche Antibiotika haben viele Vorteile für deine Gesundheit und können dir dabei helfen, kleinere und unproblematische Beschwerden auszukurieren. Bei hohem Fieber, starkem Krankheitsgefühl oder immer wiederkehrenden Beschwerden solltest du auf jeden Fall einen Arzt aufsuchen! Auch kranke Babys oder Kinder sollten niemals eigenmächtig mit selbst hergestellten Präparaten behandelt werden, sondern müssen von einem erfahrenen Kinderarzt behandelt werden. Handele niemals gedankenlos, denn auch wenn es sich um pflanzliche, natürliche Antibiotika handelt, so sind diese Wirkstoffe doch nicht automatisch sicher sondern können bei Überdosierung schwere Nebenwirkungen auslösen.

Dieses Buch gibt nur einen allgemeinen Überblick über die Verwendung von Heilpflanzen. Es kann nicht die Beratung durch einen kundigen Arzt, Apotheker oder Heilpraktiker ersetzen. Die Umsetzung der in diesem Buch beschriebenen Anwendungen von Heilpflanzen erfolgt auf eigene Gefahr. Für eventuelle Schäden wird keine Haftung übernommen.

Urheberrechte

Email Newsletter

Anmeldung per Email um über Neuerscheinungen und News informiert zu werden, bitte eine Email an newsletter@mira-brand.de senden.

Gratis Ebook zum schmökern

Hier ist der Link zu einem meiner Ebooks, dass nach eintragen in meiner Emailliste gratis heruntergeladen werden kann.

http://miraebook.buch-autoren.de/

www.ingramcontent.com/pod-product-compliance
Lightning Source LLC
Chambersburg PA
CBHW072014290526
45787CB00013B/904